# Reiki nach Dr. Mikao Usui
# 1. Grad
# Shoden

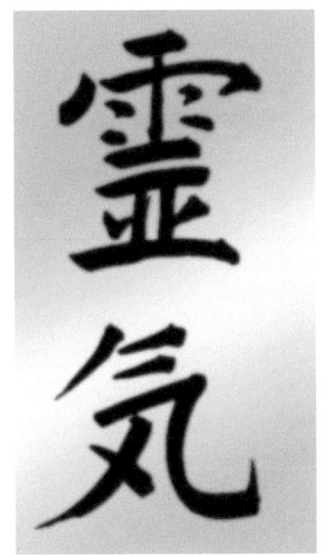

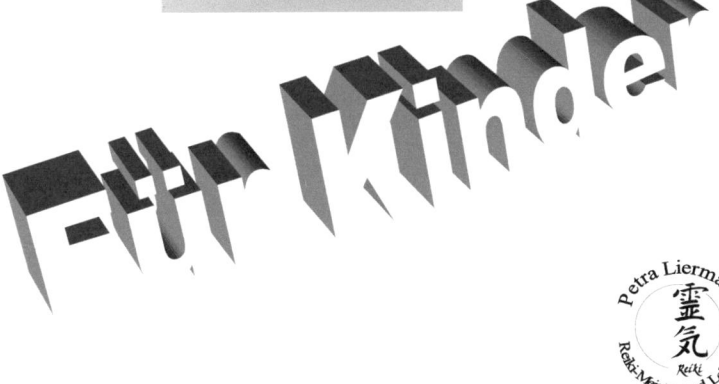

Petra Liermann
Reiki
Reiki-Meister und Lehrerin

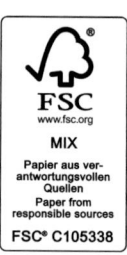

Herstellung und Verlag:
BoD - Books on Demand, Norderstedt
ISBN 978-3-7357-6121-7

# Was steht alles in diesem Buch?

# Vorwort und ein Wort an die Eltern

Liebe Kinder, die Ihr gerne Reiki lernen möchtet und liebe Eltern, die Sie Ihr Kind dabei unterstützen.

Reiki ist eine sehr alte und effektive Heilmethode, die für jeden leicht zu erlernen ist. Ich nehme an, dass jemand in Eurer Familie bereits Reiki kann und sehr froh darüber ist. Obwohl es so einfach zu lernen ist und eigentlich gerade Kinder am einfachsten einen (neuen) Zugang dazu finden, weil sie noch rein gefühlsmäßig mit dieser wundervollen Energie verbunden sind, solltet Ihr am Anfang immer mit einem Erwachsenen üben. Auch Erwachsene haben Reiki nur so gut gelernt, weil sie mit einem anderen geübt haben, der ihnen geholfen hat. Damit Euer Reiki-Kanal offen ist und Energie leiten kann, müsst Ihr von einem Reiki-Meister eingeweiht werden. Eure Eltern kennen bestimmt jemanden, der so etwas kann oder können dies vielleicht sogar selbst. Wenn nicht, freue ich mich, wenn Ihr mir schreibt und ich die Einweihung bei Euch machen darf.

Liebe Eltern,

es ist eine wunderschöne Sache, Kinder im Umgang mit Reiki zu beobachten. Anfangs hatte ich Vorbehalte und war der Überzeugung, dass es ausreichend ist, wenn ich meiner eigenen Tochter Reiki geben kann. Doch als sie sechs Jahre alt war, entschied ich, dass ich meiner Tochter nur Gutes tun konnte, wenn sie selbst eingeweiht wäre. Und so weihte ich sie ein und habe bis heute nur positive Seiten daran entdeckt. Sie empfindet die Energien nicht so stark wie erwachsene Eingeweihte, weil diese für sie noch völlig normal sind und es ist für sie ohne Zweifel normal, dass Energien, die in ihr Kronenchakra gehen und aus den Händen austreten, heilen können. Sie wächst auf mit der Gewissheit, dass es diese Energien gibt und jeder sie nutzen darf. An Eltern stellen sich andere Herausforderungen. Es gilt, die Normalität zu erhalten, mit der Ihr Kind die Reiki-Energie nutzt. Keinesfalls sollte es den Eindruck bekommen, aufgrund der Einweihung etwas besonderes zu sein oder über göttliche Fähigkeiten zu verfügen. Zu seinem eigenen Wohl sollte es auch wissen, dass nicht jeder an die Energien glaubt und es nicht einfach ohne zu fragen jedem Reiki geben darf. Wägen Sie selbst ab, mit wem Sie darüber reden und wie Ihr Kind am besten damit umgeht. In jedem Fall sollten Sie Ihr Kind gerade in der Reinigungsphase der ersten 21 Tage genau beobachten und dafür sorgen, dass es ausreichend trinkt und Schlaf hat. Wenn Sie selbst nicht in Reiki eingeweiht sind, ist es empfehlenswert, dass Sie dies vor der Einweihung Ihres Kindes nachholen.

Und eine Bitte zum Schluss: Bitte lassen Sie Ihrem Kind ausreichend Freiraum, um zu experimentieren und eigene Positionen zu finden. Kinder praktizieren intuitiv ein sehr effektives Reiki und diese Intuition sollten Sie fördern.

Für Fragen und Einweihungswünsche bin ich jederzeit offen. Sie dürfen mich gerne unter info@lichtpfad-reiki.de kontaktieren.

*Eure und Ihre Petra Liermann*

# Was ist eigentlich Reiki?

Reiki kommt aus dem Japanischen. Dies ist die Schreibweise in der Herkunftssprache:

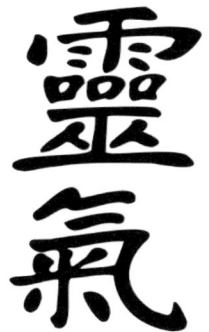

REE kann sinngemäß mit dem deutschen Wort „universal",

KI mit „Lebensenergie" übersetzt werden.

Ausgesprochen werden die Silben REE und KI.
Reiki ist somit die universelle Lebensenergie. Es wirkt überall und in jeder Lebenslage.

Es hilft allen Lebewesen bei:
- ✓ der Heilung von Körper und Geist
- ✓ der Entspannung
- ✓ der Stärkung des Immunsystems
- ✓ der Steigerung der Lebenskraft
- ✓ der Linderung von Schmerzen
- ✓ und vielen Dingen mehr

Wenn es sich also um Lebensenergie handelt, bedeutet dies, dass Reiki allem, was lebt, gegeben werden kann und in allem vorhanden ist. Menschen, Tiere und Pflanzen haben Lebensenergie und wir können mit ihr auch allen helfen. Besonders uns selbst können wir aber gut Reiki geben.
Energie ist trotzdem nicht nur hier. Auch in Situationen und Räumen und sogar Gegenständen ist Energie vorhanden und so können wir diese auch mit Reiki verbessern.

Hat jemand Schmerzen oder ist krank, kannst Du Reiki zusätzlich zu jeder anderen Behandlung geben. Doch achte dabei darauf, dass Reiki nur die Heilung fördert und trotzdem noch ein Arzt benötigt wird.

Wenn Dich jemand fragt, was Du da eigentlich machst, kannst Du ihm einfach erklären, dass Du wie eine Leitung bist, die Energie weitergibt. Sie geht in eine Öffnung in Deinem Kopf hinein und kommt aus den Händen wieder heraus. So kannst Du die Energie überall hin leiten, wo Deine Hände sind. Können Deine Freunde dies nicht glauben, weil sie die Energie nicht sehen können, zeige ihnen einfach einen Magneten:

*Nimm eine Büroklammer und einen Magneten und halte beides einige Zentimeter voneinander entfernt. Der Magnet wird die Büroklammer anziehen bis beide miteinander verbunden sind. Gibt es da einen Faden? Oder vielleicht einen Trick? Nein. Denn nur die Energie des Magneten zieht das Metall an. Man kann sie nicht sehen, trotzdem funktioniert es!*

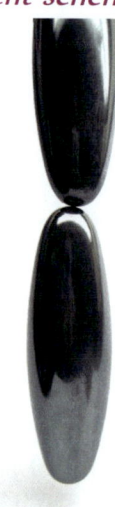

# Wer hat Reiki eigentlich er-(ge-)funden?

Auf dem Bild siehst Du Dr. Mikao Usui, der von 1865 bis 1926 in Japan gelebt hat. Reiki ist eine sehr alte Heilmethode, die vor über 2.500 Jahren schon bekannt war. Dr. Usui entdeckte sie wieder, baute sie aus und machte sie in aller Welt bekannt.

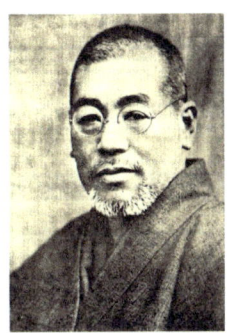

Mikao Usui studierte in einem buddhistischen Tendai-Tempel als Mönch das Heilen. Die damals verwendete Methode war aber noch nicht gut entwickelt. Jeder, der sie benutzte, musste seine eigene Energie nehmen und dem Kranken geben. So passierte es, dass es dem Kranken zwar besser ging, man selbst sich aber auch recht schlapp und müde fühlte. Mehrere Behandlungen in Folge konnte man kaum schaffen, da man erst seinen eigenen Energievorrat wieder auffüllen musste. Usui erkannte dieses Problem sehr früh. Auf der Suche nach einer Lösung reiste er durch die ganze Welt und sprach mit Ärzten und Wissenschaftlern. Doch er konnte nichts finden. So fing er erst einmal an, wie jeder andere zu arbeiten und sein Geld zu verdienen. Er war zwar erfolgreich, aber das Problem mit der Energie ließ ihn nicht los. So ging er Ende 1921 zurück ins Kloster und beschloss, sich nur auf diese Suche zu konzentrieren. Er ging für 21 Tage alleine auf einen Berg und fastete, betete und meditierte. Jeden Tag stellte er sich unter einen kleinen Wasserfall und ließ sich das Wasser auf seinen Kopf laufen. Fast am Ende seines Aufenthalts, im März 1922, hatte Usui dann eine sehr schöne Erfahrung. Ein großes und starkes, geistiges Licht drang in seinen Kopf ein. Dieses Licht war die Reiki-Energie. Usui fühlte die große Kraft dieses Lichts und wie seine eigene Energie wuchs. Er hatte die gesuchte Antwort auf sein Problem: dieses Licht war die Heilenergie, die es dem Behandler möglich machte, ohne eigenen Energie zu heilen.

Zuerst fing Mikao Usui damit an, sich selbst zu behandeln. Danach versuchte er es bei Freunden und Familie und dann bei Fremden. Er ging nach Tokio, gründete die Gesellschaft „Usui Reiki Ryoho Gakkei" (Gesellschaft für das Heilen durch Usui-Reiki) und eröffnete eine Klinik, in der er lehrte und behandelte.

Ein Jahr später, im Jahr 1923, gab es in Japan ein großes Erdbeben, bei dem 140.000 Menschen starben und mehrere tausend Häuser zerstört wurden. Tausende von Menschen waren verletzt, krank und ohne zu Hause. Für so viele Kranke waren einfach nicht genug Ärzte und Krankenhäuser da. So gingen die Menschen zu Dr. Usui und seinen Schülern. Reiki wurde fast über Nacht so beliebt, dass Usui 1925 eine große Klinik in Nakano eröffnete. Seine Reisen durch Japan sorgten dafür, dass Reiki immer bekannter wurde. Er selbst lehrte mehr als 2000 Schüler und 16 Lehrer Reiki. Wichtig war für ihn, dass Reiki für jeden Menschen, egal ob reich oder arm, da war. Jeder sollte so erfahren können, wie wunderbar diese Energie war. Ebenso sollte jeder an der Verbesserung der Welt mitarbeiten können.

Am 9. März 1926 erlitt Mikao Usui während des Unterrichts einen Schlaganfall und verstarb noch in Fukuyama. Er wurde in Tokio begraben. Zum Gedenken stellten seine Schüler eine Tafel neben seinem Grab auf.

Dass Reiki in der ganzen Welt bekannt wurde, ist jedoch einer Schülerin zu verdanken. Hawayo Takata wurde auf Hawaii geboren und hatte eine Lungenkrankheit, Unterleibsschmerzen und einen Nervenzusammenbruch. Sie beschloss, zu ihren Eltern nach Japan zu reisen und die Reiki-Klinik auszuprobieren. Nach zwei Behandlungen täglich und vier Monaten war sie vollständig geheilt. Sie lernte selbst Reiki und arbeitete ein Jahr in der Klinik, bevor sie nach Hawai zurückkehrte. Als Reiki-Meister eröffnete Takata zwei Kliniken, in denen sie behandelte und ausbildete. Als sie immer bekannter wurde, reiste sie in die USA und andere Länder. Sie hat also dafür gesorgt, dass Reiki über die Grenzen von Japan hinaus bekannt wurde und heute auch bei uns ist.

Allerdings machte Takata Reiki zu einem Luxus, denn sie verlangte ein für damalige Verhältnisse kleines Vermögen von 10.000 Dollar. Damit tat sie etwas, das Usui ausdrücklich nicht gewollt hatte, denn Reiki sollte ja für jedermann zugänglich sein. Takata machte mit ihren hohen Kursgebühren Reiki zu einer Methode für Reiche. Zwar sorgten die hohen Honorare bei einigen Menschen dafür, dass Reiki als etwas ganz besonderes angesehen wurde, denn viele glauben an das Motto, dass Gutes eben teuer ist. Aber auf der anderen Seite konnte Reiki nicht so schnell um die Welt wandern. Erst als Takata am 11. Dezember 1980 starb, änderte sich dies. Denn von nun ab wurde wieder Usuis Lehre gefolgt, dass Reiki für jedermann zugänglich sein sollte. Ihre Nachfolgerin verlangte für die Einweihung in den Meistergrad ein angemessenes Honorar. Somit konnte sich Reiki im Sinne von Usui rasch verbreiten.

# Wieviele und welche Reiki-Grade gibt es eigentlich?

Usui hat für seine Schüler sechs verschiedene Grade gebildet. Sechs war die niedrigste Ebene und eins die höchste. Takata fasste dann die niedrigsten vier Ebenen (sechs bis drei) zu dem I. Grad zusammen, alle anderen blieben so.

Der erste Grad heißt Shoden, der zweite Grad Okuden, der dritte Grad Shinpiden (was der REIKI – Meister ist) und darauf aufbauend dann der REIKI-Lehrer.

Der Begriff Meister ist nicht vergleichbar mit einem Meister, den Du vielleicht von der Bäckerei oder einem Malerbetrieb kennst. Meister heißt eigentlich „Einer unter Tausend". Viele Menschen glauben, dass ein REIKI – Meister automatisch zu dieser auserwählten, erleuchteten Gruppe dazu gehört. Heute ist es jedoch nicht mehr so, dass dieser Titel nur an ganz besondere Menschen gegeben wird. Jeder kann dies erlernen.

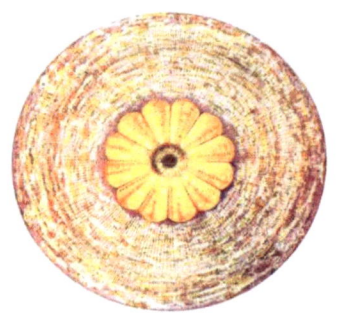

## Der I. Grad (Shoden):

Ursprünglich bestand der erster Grad aus Usuis Graden sechs bis drei. Dies erklärt auch, warum einige Lehrer noch vier Einstimmungen vornehmen. Die Lebensenergie, die der  Schüler bereits wie jeder Mensch hat, wird aktiviert und seine Schwingungen der Reiki-Kraft angepasst. Der Kanal für Reiki ist danach offen. Nach der Einweihung fließt Reiki dann vom Kronenchakra in die Hände. Von dort kannst Du es überall hinleiten. Dieser Grad wird auch als Shoden oder die Eingangsstufen bezeichnet.

Es geht beim ersten Grad also darum, die entsprechenden Energiekanäle zu öffnen, die Handpositionen zu erlernen, den Energiekörper kennenzulernen und Reiki-Gabe zu üben. Außerdem solltest Du auch lernen, die von Usui aufgestellten Regeln zu befolgen.

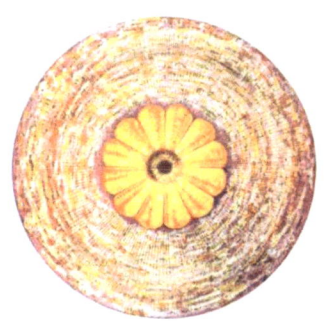

## Der 2. Grad (Okuden):

Mit dem zweiten Reiki-Grad, auch Okuden oder „Lehre des Inneren" genannt, vergrößern wir das Können aus dem ersten Grad. Dazu lernt man drei Reiki-Symbole und kann mit ihnen über große Strecken und in die Zukunft und Vergangenheit Reiki geben. Außerdem wird die eigene Energie verstärkt.

Voraussetzung für die Einweihung in den zweiten Grad sollte nach Usui immer sein, dass der erste Grad ausreichend erlernt und praktiziert wurde und der Schüler von seinem Lehrer als verantwortungsbewusst genug eingeschätzt wird, um mit den Möglichkeiten und Kräften des zweiten Grades umzugehen. Mindestens braucht man aber 21 Tage Reinigungszeit nach dem Abschluss des ersten Grades, denn Körper und Geist müssen sich erst an die geöffneten neuen Kanäle und Energien gewöhnen.

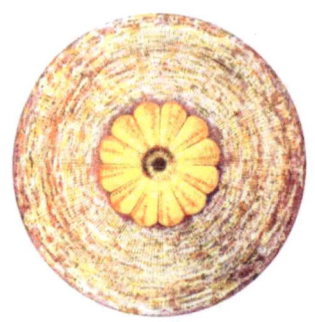

## Der 3. Grad (Shinpiden):

Der Meisterweg ist ein Weg, der nicht erlernbar ist. Hier gibt es keine festen Inhalte, die man lernen muss. Man kann ihn nur mit dem Herzen erfahren. Es geht darum, ein ausgeglichener und guter Mensch zu werden, der sich selbst und andere liebt und achtet.

Zusätzlich bekommt ein Reiki-Meister dann noch das Meistersymbol. Hiermit kann er noch einmal mehr Energie geben und empfangen.

# Welche Lebensregeln hat Usui aufgestellt?

Usui hat fünf Lebensregeln aufgestellt. Oft findest Du sie in einer anderen Form oder ein wenig anders geschrieben. Trotzdem sagen sie alle das gleiche aus. Im Bild siehst Du die Regeln einmal positiv, also ohne das Wort „nicht" formuliert.

*Gerade heute sei frei und glücklich.*
*Gerade heute ist für dich gesorgt.*
*Lebe bewusst im Jetzt.*
*Sei dankbar für alles*
*und liebevoll zu allen Lebewesen!*

**1.      Gerade heute ärgere dich nicht (sei frei und glücklich)**
Mit dieser Regel hat Usui etwas sehr wichtiges für unser Leben zur Regel gemacht: Lebe heute. Usui meinte aber nicht,  dass Du Dich gar nicht mehr ärgern darfst: man würde auf Dauer so viel Ärger sammeln, dass man krank werden würde. Es geht darum, den Ärger zu fühlen, aber nicht an anderen auszulassen. Am besten sollte man ihn einmal raus lassen ohne böse mit anderen zu werden und sich fragen, was man selbst anders machen kann, damit das nicht mehr vorkommt und wie man am besten wieder schnell glücklich ist.

**2.      Gerade heute sorge dich nicht (ist für Dich gesorgt)**
Die zweite Lebensregel ist ähnlich. Du sollst Dir keine Gedanken machen über Dinge, die noch gar nicht sicher sind. Was heute passiert, ist genug. Tue einfach, was Du kannst, aber vertraue auch darauf, dass in Deinem Leben alles gut wird. Alles passiert immer zu Deinem Besten.

**3. Empfinde Dankbarkeit für alles Lebendige (sei dankbar)**
Dankbarkeit ist eine Eigenschaft, die nur noch wenige Menschen kennen. Für uns ist es normal, dass wir in einer Wohnung wohnen, etwas zu essen und anzuziehen haben. Bäume, Tiere und Blumen sehen wir schon gar nicht mehr. Dabei ist es für viele Menschen auf der Welt gar nicht so normal. Außerdem kennst Du mit Sicherheit das Sprichwort „Wie es in den Wald hinein schallt, so schallt es auch wieder heraus". Genauso ist es mit der Dankbarkeit. Sagst Du „Danke", wirst Du immer mehr bekommen, wofür Du es sagen kannst.

**4. Verdiene dein Brot ehrlich (lebe bewusst im jetzt)**
Wahrscheinlich arbeitest Du noch gar nicht, aber Deine Eltern tun es. Hier geht es auch nicht so sehr um das Arbeiten an sich, sondern um die Ehrlichkeit. Wahrscheinlich hast Du schon einmal eine Notlüge gebraucht oder eine Geschichte erzählt, die nicht so ganz stimmte. Usui sagt, dass Du immer ehrlich sein sollst. Es gibt nichts, wofür Du Dich schämen musst und Du bist ein einzigartiger Mensch, der nicht zu lügen braucht. Außerdem fühlst Du Dich viel wohler, wenn Du weißt, dass Du immer nur die Wahrheit sagst.

**5. Ehre deine Eltern, Lehrer und die Älteren (sei liebevoll zu allen Lebewesen)**
Jeder Mensch in Deinem Leben hat einen Sinn. Die meisten möchten einfach, dass es Dir gut geht. Deine Eltern sorgen dafür, dass Du in einer Wohnung oder einem Haus lebst, etwas zu essen und zu trinken hast und es Dir gut geht. Auch wenn sie Dich vielleicht manchmal nerven, tun sie jeden Tag eine Menge Dinge für Dich. Deshalb solltest Du immer freundlich zu ihnen sein. Genauso zu anderen Menschen in Deiner Umgebung. Denke immer daran, dass alles wieder zu Dir zurück kommt.

# Welche Leitsätze solltest Du kennen?

Wenn Du Reiki geben möchtest, solltest Du immer an diese Regeln denken:

Ich bin der Kanal, durch den Reiki fließen kann. Ich selbst heile nicht!!!

Jeder Mensch hat dasselbe Recht wie ich und darf über sich selbst bestimmen

Ich gebe Reiki, weil ich Freude daran habe und nie, weil ich mich dazu verpflichtet fühle.

Alle Menschen sind gleich viel wert. Keiner ist wertvoller oder besser als der andere.

Ich bin für alles, was ich tue, verantwortlich.

Ich achte immer darauf, was ich fühle, wenn ich Reiki gebe.

# Übungen

Am Anfang bist Du nicht an die Energie gewöhnt, die durch Dich fließt. Wenn Du jedoch mehr mit Reiki machen möchtest, kannst Du mit den Übungen erreichen, dass es schon sehr bald ganz normal für Dich wird und Du immer mehr kannst:

- ✓ Wende Reiki mindestens einmal in der Woche bei Dir selbst an.
- ✓ Sorge dafür, dass Deine Chakras ausgeglichen sind, wenn möglich einmal am Tag
- ✓ Lade Speisen und Getränke mit Reiki auf
- ✓ Setze Deinen Tag, Deine Woche oder Deinen Monat unter ein Motto, das Du aus den fünf Lebensregeln auswählst
- ✓ Erweitere Deine Fähigkeit, Energie zu fühlen, indem Du täglich die Handflächen für mehrere Minuten gegeneinander hältst, voneinander entfernst und wieder zusammenführst.
- ✓ Führe diese Übung mit Gegenständen und Pflanzen durch und nimm die Energie wahr
- ✓ Gib Pflanzen in Wohnung und Garten Reiki und beobachte ihre Entwicklung
- ✓ Finde positive Aspekte an Dir und lobe Dich selbst dafür.
- ✓ Beobachte Dich und Deinen Körper genau während Du Dir Reiki gibst und sage Dir, dass Du Dich selbst so gut findest wie Du bist

# Was muss ich sonst noch tun?

Mit der Einweihung ist der Kanal, durch den Reiki fließt, geöffnet. Trotzdem ist es wichtig, dass Du die Energie steuern kannst. Nicht jeder, der uns begegnet, möchte Reiki empfangen und vielleicht ist es für Dich selbst nicht schön, ständig mit einem Kribbeln oder einem Wärmgefühl in den Händen durch die Gegend zu gehen. Deshalb ist es sowohl für Dich als auch für die anderen wichtig, dass Du Reiki an- und ausschalten kannst. Willst Du also Reiki geben, sage einfach vorher „Reiki an" und wenn Du es beenden willst „Reiki aus". Anfangs wird es noch nicht so gut funktionieren, aber mit der Zeit wird sich Dein Gehirn und Dein Körper daran gewöhnen und Du kannst Reiki wie mit einem Schalter an- und ausmachen.

Bevor eine Reiki-Gabe also angefangen wird, solltest Du Dich voll konzentrieren, was gleich passieren soll. Dann wird Reiki mit dem Wort angeschaltet, nach der Behandlung ausgeschaltet und im Anschluss ein Dank ausgesprochen. Hierbei sollte nicht nur für Reiki selbst gedankt werden, sondern auch der Person, die Reiki von uns bekommen hat.

# Was ist eine Aura?

Die Aura ist ein elektromagnetisches Feld, das unseren Körper umgibt. Nicht alle Menschen können sie sehen, wir können das aber trainieren. Die Aura umgibt den ganzen Körper als eine ovale Lichterscheinung. Sie kann bis zu drei Meter um unseren Körper herum sein. Das Licht der Aura besteht aus sieben unterschiedlichen Farben.

Jeder Mensch hat eine Aura. Sie umhüllt den sichtbaren Körper, geht durch ihn hindurch und Du kannst an den Farben sehen wie es dem Menschen geht.

Die Aura besteht zudem aus verschiedenen Schichten:

**Auraschichten**
(Farben nur beispielhaft)

Ketherischer Körper
(mentaler Aspekt)

Himmlischer Körper
(emotionaler Aspekt)

Ätherischer Negativkörper
(physischer Aspekt)

Spirituelle Ebene

Astraler Körper

Astrale Ebene

Mentaler Körper

Emotionaler Körper

Ätherischer Körper

Physische Ebene

© Herkosen, 11/2011

Detailinformationen zu den Auraschichten: *Licht-Arbeit, Heilen mit Energiefeldern,* Barbara Ann Brennan, ISBN: 978-3-442-14151-7

Der **Ätherkörper** ist eine Kopie unseres Körpers, besteht aber aus für uns nicht sichtbarer Energie. Manche Menschen, denen man einen Finger oder einen Zeh abnehmen musste, weil diese krank waren, haben oft noch Schmerzen, obwohl das Körperteil nicht mehr da ist. Das nennt man Phantomschmerzen. Diese Schmerzen kann man so erklären, dass dieses Körperteil im Ätherkörper ja noch existiert, also weh tun kann.

Der **Emotionalkörper** speichert alle Deine Gefühle. Die Gefühle zeigen sich hier als Energiewölkchen. Sind unsere Gefühle klar, strahlen die Farben. Sind sie verwirrt, sind die Farben trübe.

Der **Mentalkörper** sammelt unsere Gedanken und Ideen. Immer dann, wenn Gefühl und Verstand dasselbe wollen, laufen die Energiewölkchen hier entlang.

Der **Astralkörper** befindet sich auf der nächsten Ebene. Hier zeigen sich die Energiewölkchen in den Regenbogenfarben.

# Was ist ein Chakra?

Die Chakras sind Energiewirbel, die die Aufgabe haben, Energien aufzunehmen und durch jede Ebene unseres Körpers zu leiten, der sichtbaren wie der unsichtbaren. Du kannst Dir ein Chakra wie einen sich drehenden Strudel im Wasser vorstellen.

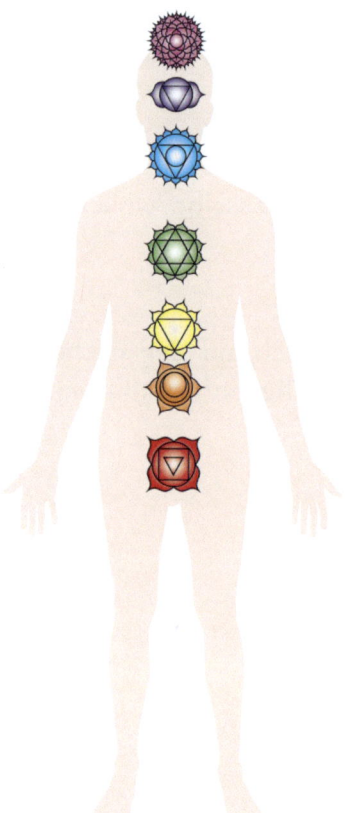

Jedes Chakra versorgt einen bestimmten Bereich des Körpers mit Energie. Es gibt sieben Hauptchakras. Arbeitet ein Chakra nicht einwandfrei, ist es verstopft oder dreht es sich nicht richtig, kann ein Lebewesen krank werden. Zuerst bekommt man vielleicht nur ein unangenehmes Gefühl, hat ein Problem oder fühlt sich schlapp. Gesund fühlen wir uns, wenn alle sieben Chakras einwandfrei und gleichmäßig arbeiten.

Die Chakras können unter anderem durch Reiki wieder zum gleichmäßigen Arbeiten gebracht werden.

Die meisten Erkrankungen unseres Körpers lassen sich einem Chakra zuordnen. Man kann sie besonders gut behandeln, wenn man weiß, welches Chakra besonders viel Lebensenergie braucht. Du kannst aber auch auf einem Chakra Heilsteine einsetzen. In der folgenden Tabelle kannst Du erkennen, welche Krankheiten zu welchem Chakra gehören und welche Heilsteine besonders gut an dieser Stelle funktionieren.

| Zuordnung | Wurzelchakra | Sakralchakra | Solarplexuschakra | Herzchakra | Kehlkopfchakra | Stirnchakra | Scheitelchakra |
|---|---|---|---|---|---|---|---|
| **Chakra** | 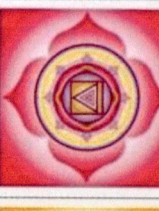 | 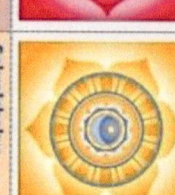 | 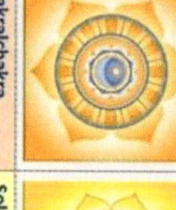 | 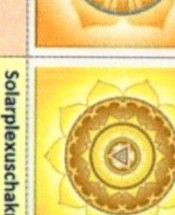 |  |  | 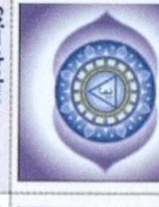 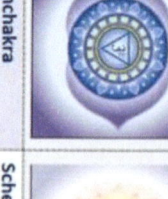 |
| **Sanskrit Name** | Muladhara | Svadhisthana | Manipura | Anahata | Vishudda | Ajna | Sahasara |
| **Farbe** | rot | orange | gelb-gold | grün | blau | violett | weiß |
| **Element** | Erde | Wasser | Feuer | Luft | Äther | Seinserkenntnis | Reines Sein |
| **Sitz des Chakras** | Höhe Steissbein zwischen Anus u.Damm | Oberhalb des Schambeins | Höhe Magen, Th12 – L1 | Mitte der Brust-Herzhöhe | Höhe Kehlkopf | Oberhalb d. Nasenwurzel | Scheitelpunkt des Kopfes |
| **Grundprinzip** | Bewusstsein des körperl. Seins; | Bewusstsein des kreativen Seins; | Gestaltung des Seins; | Seins-Hingabe | Kosmisches Bewusstsein | Alle Sinne | Reines Gewahrsein |
| **Körperteile** | Knochengerüst, Zähne, Nägel, Blut-u.Zellaufbau, unteres Verdauungssystem; | Beckenraum, Becken, Nieren, Blase, Geschlechtsorgane, alle Körperflüssigkeiten; | LWS, Verdauungstrakt, Galle, Magen, Leber,Milz, vegetat. Nervensystem; | BWS, Herz, Brusthöhle, Lunge, Schultern, Arme, Hände, Blutkreislauf; | Atmung, Bronchien, Mund, Kiefer, HWS, Kehlkopf, Speiseröhre; | Kleinhirn, unterer Schädel, Augen, Nase, Ohren, Wirbelsäule; | Großhirn, oberer Schädel; Stirn; |
| **endokrine Drüsen** | Nebennieren | Keimdrüsen | Bauchspeicheldrüse | Thymusdrüse | Schilddrüse Nebenschilddrüse | Hirnanhangdrüse (Hypophyse) | Zirbeldrüse (Epiphyse) |
| **Thema Lernaufgabe** | Urvertrauen, Erdung, Stabilität, Lebenskraft, Durchsetzungsvermögen; | Sexualität, Kreativität, Kontaktaufnahme zum Unterbewussten, Lebenslust; | Entfaltung u. Sitz der Persönlichkeit, Verarbeitung von Gefühlen u. Erlebnissen; | Liebe, Entfaltung der Herzqualitäten; Wandlung vom Ich- ins Wir-Bewusstsein; | Kommunikation, Weite, Offenheit, kreativer Selbstausdruck,Wahrheit, Unabhängigkeit; | Erkenntnis, Intuition, Entwicklung d. inneren Sinne, geistige Klarheit, übersinnliche Wahrnehmung; | Vollendung, höchste Erkenntnis durch direkte innere Schau, universelles Bewusstsein; |
| **Kraft** | stabilisierende, erdende Kraft; | reinigende, in Fluss bringende Kraft; | Umwandelnde, läuternde, gestaltende | Öffnende, verbindende Kraft; | Kommunizierende, vermittelnde Kraft; | Erkennende Kraft; | Transzendierende Kraft; |
| **Mantra** | L A M | V A M | R A | Y A M | H A M | O M | O M |
| **begleitende Tees und Kräuter** | holzig, kräftigend u. stärkend: z.B. Wacholderbeere; | Brennessel, Lindenblüten, Nelke, Frühj.-Herbstkur- mischungen; | Zimt, Rinde, Nelke, Anika, Orange, Zitrone, Pitta, Bergamotte, (Ayurveda); | herzerwärmend, Blütenduft: Jasmin, Rose, Veilchen, Gänseblümchen; | befreiende, den Atem fliessen lassende Tees: Pfefferminze, Kräuselminze; | öffnend, harmonisierend u. beruhigend: Lavendel, Geisttee (Ayurveda); | öffnend u. beruhigend, nur aus frischen Kräutern und Gewürzen: Anis, weisser Tee, Ingwer; |
| **begleitende Düfte** | holzig – rindig: Tanne, Zeder, Rosmarin, Kiefer, Sandelholz, Wacholderbeere; | frisch: Orange, Zitrone, Limette; | wärmend: Zimt, Orange, Rosmarin, Bergamotte, Weihnachtsdüfte; | Blütendüfte u. Blüten- essenzen: Orange, Rose, Jasmin, Veilchen; | befreiend: Minze, Menthol, Eukalyptus; | öffnend, harmonisierend u. beruhigend; Lavendel; | sensibilisierend: Myrrhe, Weihrauch, Olibanum, Lotus, weißer Salbei; |
| **begleitende Steine** | Roter Jaspis, rote Koralle, Baumquarz; | Orangenkalzit; | Gold, Citrin, Pyrit, alle gelben Steine; | Rosenquarz, grüne Jade, getrocknete Rose; | Aquamarin, Lapislazuli; Saphir; | Amethyst, indigoblauer Saphir; | Bergkristall, Diamant; |

Du kannst Deine Chakras selbst einfach ausgleichen.

Um einen Chakraausgleich durchzuführen, wird einfach eine Hand auf das Wurzelchakra gelegt, die andere auf das Dritte Auge. Das Gefühl in den Händen zeigt Dir, ob beide Chakras ausgeglichen sind. Fühlen sie sich unterschiedlich an, lass die Hände so lange auf den Punkten, bis Du keinen Unterschied mehr feststellen kannst. Das wiederholst Du dann mit dem Sakral-Chakra und dem Halschakra. Am Ende werden Solarplexus und das Herz-Chakra ausgeglichen.

WICHTIG: Lasse niemals Reiki ins Kronen-Chakra fließen, denn es ist in der Lage, sich selbst gesund zu halten. Deshalb darfst Du auch bei anderen das Kronen-Chakra mit den Händen nie komplett verschließen.

Das Herz-Chakra ist etwas sehr besonderes, denn es ist als einziges in der Lage, Energie an alle anderen Chakras zu geben. Es liegt nicht, wie Du vielleicht vermutest, da wo Dein Herz ist, sondern in der Mitte Deiner Brust, etwas über dem Magen.

Alle Chakras haben ihren Ausgang in den Füßen.

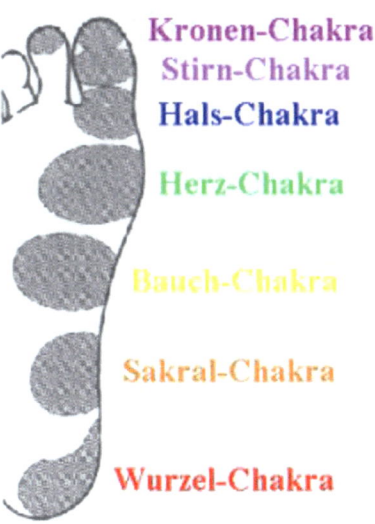

Kronen-Chakra
Stirn-Chakra
Hals-Chakra

Herz-Chakra

Bauch-Chakra

Sakral-Chakra

Wurzel-Chakra

Darum solltest Du auch eine Reiki-Behandlung immer mit den Füßen beenden.

# Wie gebe ich denn nun Reiki (Direktgabe)?

Wie schon erwähnt, suchte Dr. Mikao Usui einen Weg, Lebensenergie an andere weiterzugeben ohne dabei seine eigenen Reserven anzugreifen. Er fand ihn, als er unter einem Wasserstrahl, der auf sein Scheitelchakra floss, stand. Betrachtet man nun das Chakra System, ist zu erkennen, dass das Scheitel- oder auch Kronenchakra, die Verbindung zum Licht, zur universalen Lebensenergie oder auch dem göttlichen Geist darstellt. Es ist davon auszugehen, dass der Wasserstrahl in Verbindung mit Usuis Meditation, das Kronenchakra geöffnet und den Kanal freigelegt hat, durch den diese Energie frei fließen konnte. Nichts anderes geschieht bei einer Einweihung. Usui fand einen Weg, in jedem Menschen diesen Kanal zu öffnen, so dass Ki fließen und weitergegeben werden kann. In den Shoden werden die grundlegenden Kanäle geöffnet, so dass die Energie in beide Hände gelangen und von dort aus zu sich selbst oder anderen fließt. Es ist jedoch ein direkter Kontakt mit dem Körper oder der Aura erforderlich. Hierbei ist es unerheblich und mehr eine Frage der persönlichen Vorlieben, ob eine Berührung erfolgt oder die Hände im Abstand von wenigen Zentimetern über den Körper gehalten werden. Ebenso individuell ist das Gefühl, das jeder Einzelne dabei empfindet. Während manche ein leichtes bis starkes Kribbeln empfinden, entwickelt sich bei anderen Wärme. Andere fühlen anfangs nichts. Sicher ist jedoch, dass in jedem Fall Reiki fließt.

Reiki ist vorrangig dazu gedacht, sich selbst weiterzuentwickeln und deshalb sollte es auch in erster Linie dazu genutzt werden, sich selbst zu behandeln. Dies ist besonders wichtig, da eine optimale Weitergabe nur erfolgen kann, wenn der Gebende selbst im Gleichgewicht ist und seinen Reiki-Kanal pflegt. Jedoch ist es auch eine Gabe, die anderen von Nutzen sein sollte und so wurden zwei Methoden entwickelt, um Reiki zu geben: einmal die Schnellanwendung und einmal die ausführliche Gabe von Reiki.

# Wie bereite ich mich am besten auf Reiki vor?

Reiki ist ohne Aufwand und Vorbereitung einsetzbar, da es immer fließt. Es ist eine Gabe der Natur, wir sind ihr Kanal. Trotzdem gibt es Dinge, die das Fließen der Energie verstärken und andere, die das behindern. Jeder sollte sich seine eigene Methode suchen, die ihn am besten auf die Gabe von Reiki vorbereitet. Für den Anfang ist es jedoch hilfreich, wenn Du ein bestimmtes Schema benutzt und dieses mit der Zeit abänderst wie es sich für Dich am besten anfühlt. Es ist hilfreich, jeden Morgen und Abend die von Usui beschriebene Gassho-Meditation durchzuführen:

## GASSHO

Setze Dich mit geradem Rücken hin. Der Kopf sollte dabei so gehalten werden, als ob er am Scheitel von einem Seidenfaden nach oben gezogen wird.

Die Handflächen werden vor dem Herzen zusammengelegt, wie wir es aus der Gebetshaltung kennen. Konzentriere Dich nun auf die Spitzen Deiner Mittelfinger. Dieser Bereich wird im Buddhismus als „Erleuchtungszone" beschrieben und ist direkt mit der Quelle der heilenden Reiki-Kraft verbunden.

Atme ins Hara, dem Punkt des Gleichgewichts, der sich etwa zwei Fingerbreit unterhalb Deines Bauchnabels befindet. So vorbereitet sollen, nach Mikao Usuis Anweisung, am Morgen und am Abend die Lebensregeln aufgesagt werden. Dies kann ein Mal oder auch mehrmals geschehen. Versuche einfach, danach einige Minuten ohne jeden Gedanken da zu sitzen und höre auf Dein Herz.

Hier ein Vorschlag, wie Du das Geben von Reiki beginnen kannst:

- ∞ Eventuelle Störfaktoren abstellen (Musik, Telefon usw.)
- ∞ Ablegen von Schmuck, insbesondere Uhren
- ∞ Reinigen der Hände mit kaltem Wasser und/oder Meersalz
- ∞ Gassho
- ∞ Mache es dem, der Reiki bekommt und Dir selbst bequem, z.B. Musik, Kissen, Knie- oder Nackenrolle, Decke

Wichtig ist, dass Deine Hände sauber sind und gut riechen, denn sie werden dem Empfänger in die Nähe seiner Nase gehalten.

Vor der Reiki-Gabe solltest Du noch einige Dinge erklären:

- ∞ Was ist Reiki?
- ∞ Was wird kann bei der Gabe passieren?
- ∞ Was möchtest Du vom Empfänger?

In jedem Fall ist es wichtig zu erklären, dass Du für Reiki das Einverständnis des Anderen brauchst und das es manchmal mehr als eine Reiki-Gabe braucht, bis eine deutliche Besserung bei Beschwerden zu spüren ist.

Mit der Zeit entwickelt jeder, der Reiki nutzt, sein eigenes Ritual und seine eigene Vorgehensweise. Es ist wichtig, dass Du auf die innere Stimme hörst und einen für Dich angenehmen Weg findest.

# Wie fühlt sich Reiki an (Byosen)?

Byosen ist ein japanisches Wort, das sich aus zwei Teilen zusammensetzt. „byo" steht für krank, steif, oder Tumor, „sen" für Drüse. Usui setzte bei seinen Schülern vor der Einweihung in den zweiten Grad voraus, dass sie Byosen spüren konnten. Erst Takata schaffte dies ab und lehrte einzig, dass Reiki den Weg zu den Stellen beim Empfänger alleine finden würde, die Energie brauchen. Diese Lehre entstand wahrscheinlich daraus, dass das Erspüren von erkrankten Stellen einer Diagnose gleichkommt, die in vielen Ländern weltweit lediglich von einem Arzt oder Heilpraktiker gestellt werden darf. Die Wahrheit liegt bekanntlich und wahrscheinlich in der Mitte. Reiki findet seinen Weg immer zu den richtigen Punkten, jedoch ist es von enormer Bedeutung, länger auf erkrankte Stellen einzuwirken und mehr Ki zuzuführen.

Usui unterteilte Byosen in fünf verschiedene Stufen, die für den Reiki-Gebenden ganz klar zu unterscheiden sind und unterschiedliche Bedeutungen haben:

| | |
|---|---|
| Wärme | In den Händen steigt das Gefühl von Wärme, das höher liegt als die Körpertemperatur |
| Starke Hitze | Intensiveres Gefühl von Wärme |
| Kribbeln | Ein kribbelndes Gefühl in den Handflächen oder Fingerspitzen, das ansteigt |
| Pulsieren | Deutet auf eine gute Blutzirkulation hin |
| Schmerz | Deutet auf ein ernstes Problem beim Empfänger hin und kann beim Gebenden bis zur Schulter hochziehen |

Alle diese Empfindungen unterscheiden sich deutlich von der normalen Wärmeentwicklung oder dem Kribbelnd, das üblicherweise bei der Gabe von Reiki empfunden wird. Wird bei der Gabe von Reiki eine Körperstelle erreicht, bei der der Gebende eine dieser Empfindungen hat, sollten die

Hände so lange über diese Stelle gehalten werden, bis das Gefühl sich wieder normalisiert hat. Dies ist ein Anzeichen dafür, dass der Energiebedarf ins Gleichgewicht gebracht wurde und ein Heilungsprozess eingesetzt hat. Sollte der Schmerz für den Gebenden jedoch zu groß sein, ist es erforderlich, kurz vom Klienten zurückzutreten und die Hände auszuschütteln oder sogar unter kaltem Wasser abzuspülen, bevor die Sitzung fortgeführt wird.

# Wo lege ich meine Hände bei der Reiki-Gabe auf?

Wenn Du jemandem oder Dir selbst Reiki gibst, halte Deine Hand flach und die Finger zusammen. Dabei sollte Deine Hand aber immer locker bleiben, denn die Energie mag keine Anspannungen und fließt besser, wenn Du entspannt bist. Gibst Du Dir selbst Reiki, folge den Bildern auf Seite 32, hast Du nur wenig Zeit, setze den Reiki-Empfänger auf einen Hocker und folge dem Ablauf auf Seite 33. Möchtest Du ausführlich Reiki einem anderen Menschen geben, folge den Positionen auf Seite 30 und 31.

Du darfst ruhig ein wenig selbst ausprobieren, wo Du die Hände auflegst. Versuche aber immer, alle Chakren mit Reiki zu versorgen. Wenn Du irgendwo ein besonders starkes Gefühl in den Händen hast, lasse sie dort, bis es wieder wie gewohnt ist. Sobald das Kribbeln oder die Wärme einen normalen Grad hat, weißt Du, dass jetzt genug Energie an diesen Punkt gegeben wurde. Im Regelfall brauchst Du für jede Position drei bis fünf Minuten.

# Handpositionen für die Anwendung bei Anderen (vorne):

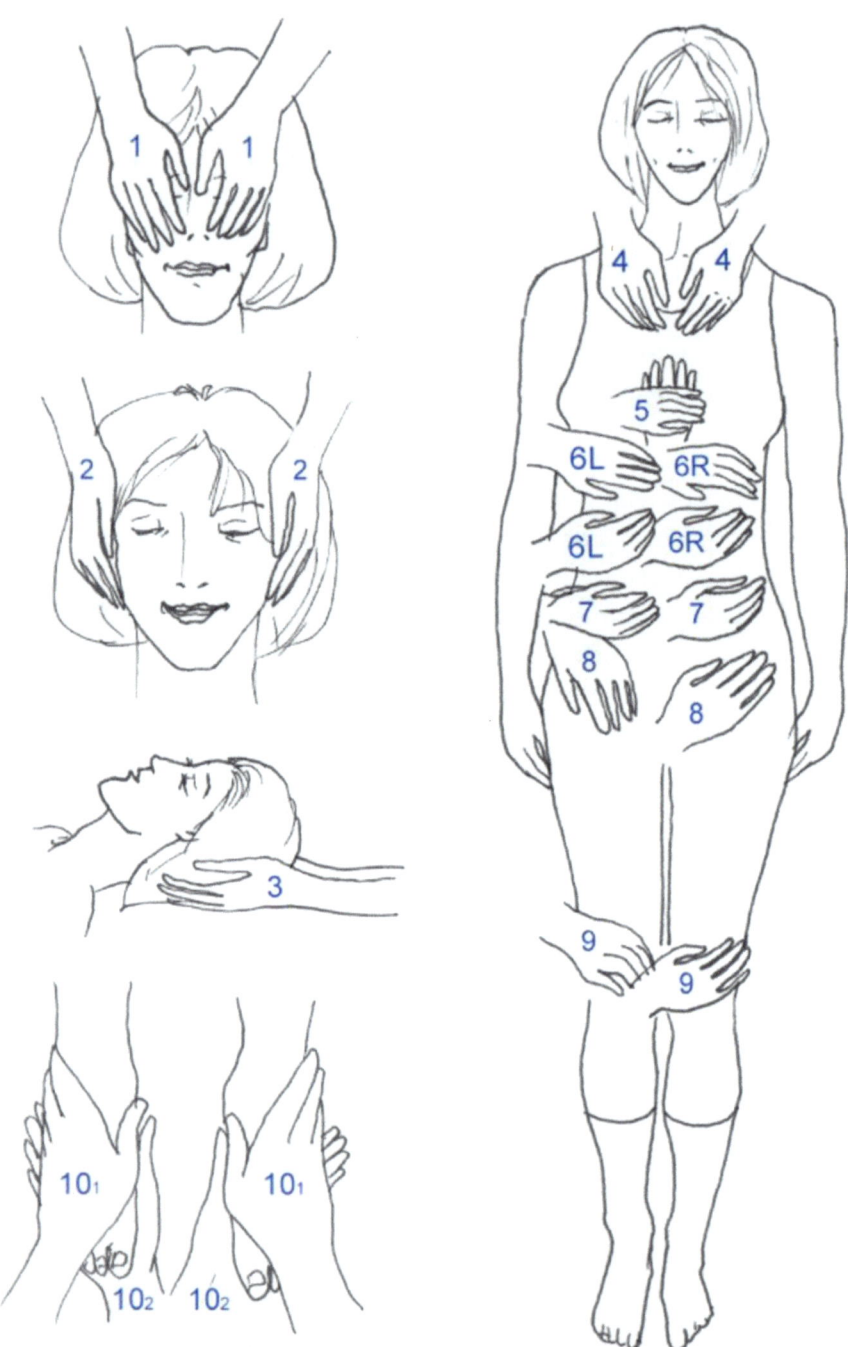

# Handpositionen für die Anwendung bei Anderen (hinten):

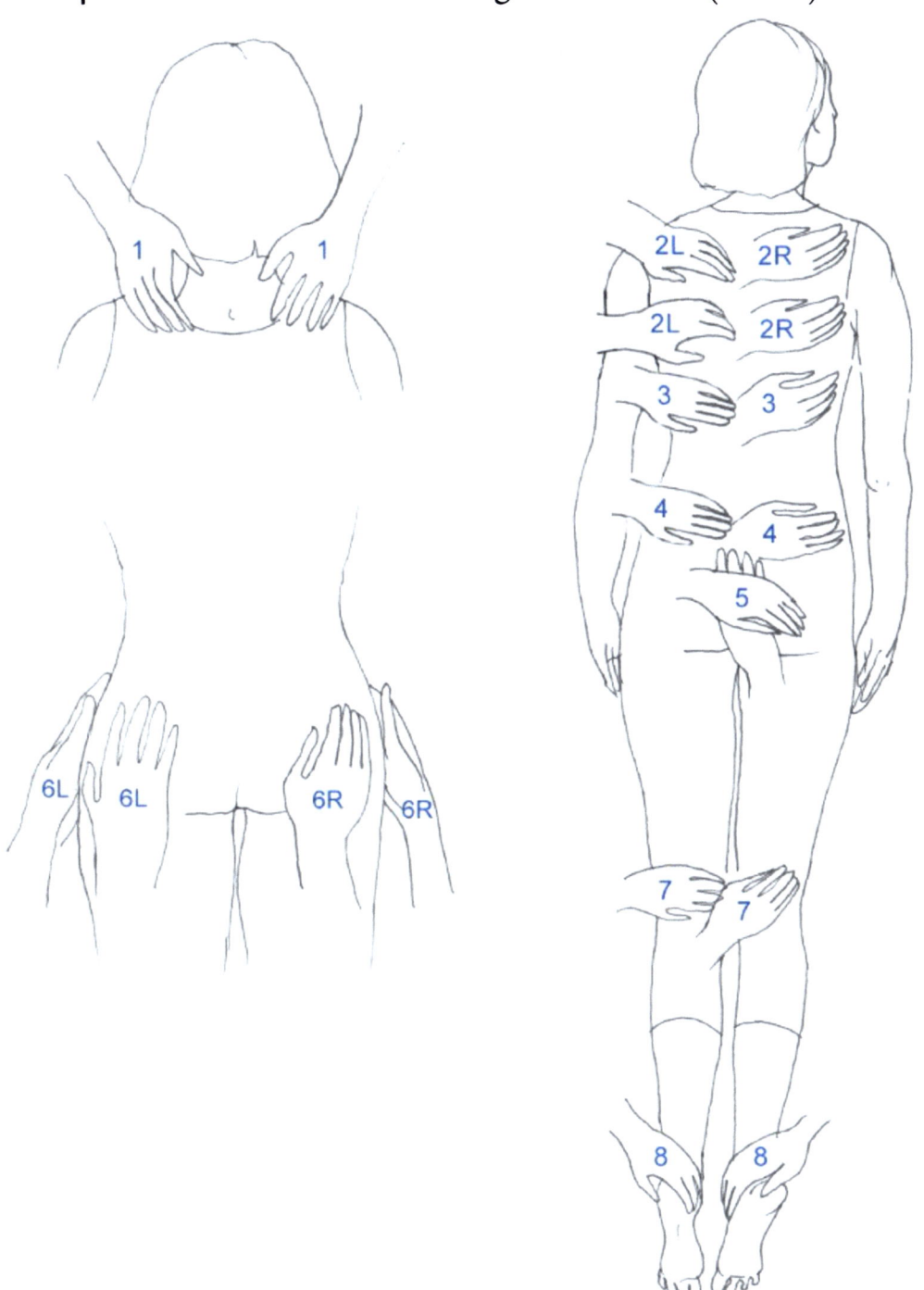

# Handpositionen bei Eigenanwendung:

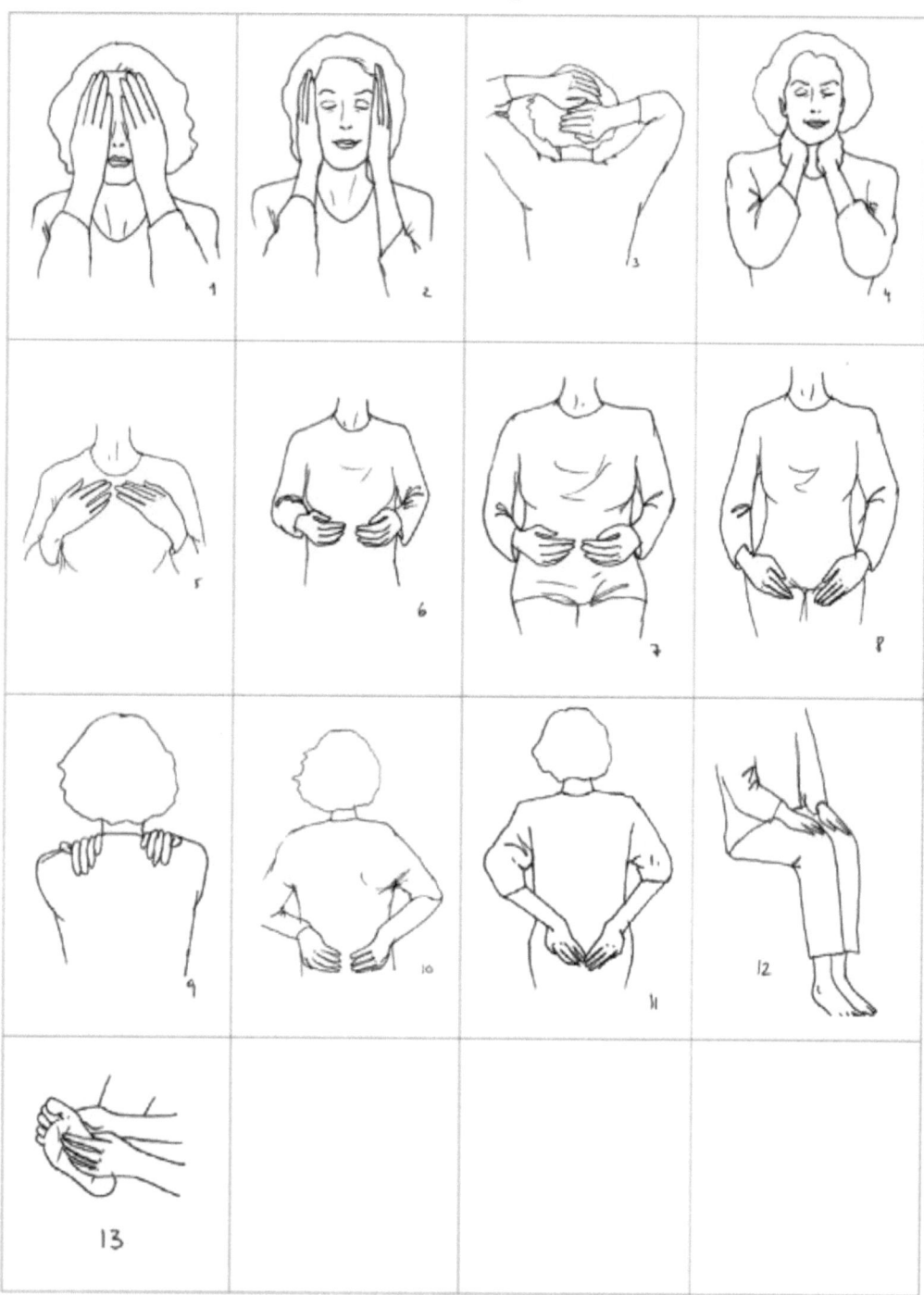

# Handpositionen für die Schnellanwendung:

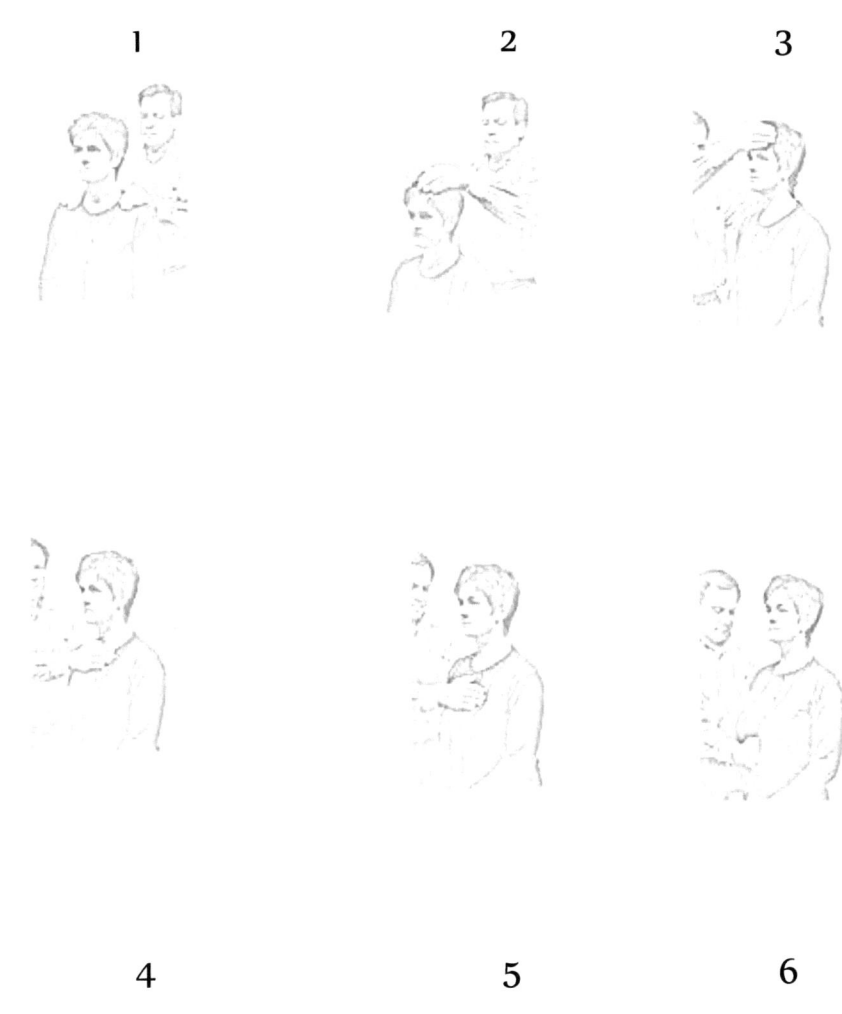

# Welche Position hilft bei welchen Problemen?

Es wäre gut, wenn Dir bei, folgenden Kapitel Deine Eltern helfen könnten, denn hier geht es um jede Menge medizinischer Begriffe. Solltest Du aber ein bestimmtes Problem oder eine bestimmte Erkrankung haben, kannst Du hier nachlesen, auf welche Handposition Du Dich besonders konzentrieren solltest.

## Handpositionen vorne

1. Wichtig bei Erschöpfung, Stress, Erkältungen, Nasennebenhöhlen- und Stirnhöhlenbeschwerden, Allergien und Augenerkrankungen. Sehr entspannend für den Empfänger.

2. Ausgleichend für linke und rechte Gehirnhälfte. Entspannt die Augenmuskeln und-nerven. Besonders bei geistiger Überanstrengung, Kopfschmerzen und Erkältung angezeigt, aber auch Gleichgewichtsstörungen, Erkrankung der Ohren, Schwerhörigkeit sowie Erkältungen und Störungen des Nasen-Rachen-Raums. Fördernd für Lern- und Konzentrationsfähigkeit.

3. Beruhigende Wirkung auf starke Emotionen, hilfreich, um klare Gedanken zu fassen und unterstützend bei Atemwegsinfekten, aber auch Allergien und Asthma.

4. Werden die Hände anfangs etwas höher über den Hals gehalten, werden Schilddrüse, Kehlkopf und Stimmbänder mit Energie versorgt. Hier kann Hilfe bei Gewichtsproblemen, Blutdruckschwankungen und Agressivität geleistet werden. In der ursprünglichen Position werden Brust- und Milchdrüsen angeregt und die Lungen mit Energie versorgt.

5. Die T-Position direkt am Herzchakra wirkt auf Thymusdrüse, Herz und Lunge. Hier werden die Abwehrkräfte gestärkt und allgemeinen Schwächen und Depressionen vorgebeugt.

6. Die Hände können hier ausgetauscht werden, je nach persönlicher Vorliebe. Es ist also möglich, beide Hände nebeneinander oder

voreinander zu halten. In jedem Fall werden Leber, Gallenblase, Milz, Magen, Darm und Bauchspeicheldrüse angeregt. Das Immunsystem wird gestärkt. Zusätzlich hilft es bei Schockzuständen, Übelkeit und Diabetes.

7. Ähnlich wie 6., jedoch mit Schwerpunkt Darmbereich.

8. Die V-Position ist hilfreich bei Darm, Blase und Harnleiter. Diese Position ist besonders bei Menstruationsbeschwerden, Wechseljahrbeschwerden und Rückenschmerzen angezeigt. Zudem dient sie der Erdung durch Einwirkung auf das Wurzelchakra.

9. Besonders geeignet für Kniebeschwerden, Meniskuserkrankungen und Schleimbeutelentzündungen.

10. Bei Überbelastung, Verstauchungen der Knöchel, aber auch, um energetisch blockierte Beingelenke zu öffnen. Die Hände auf den Fußsohlen bilden immer den Abschluss einer Reiki-Gabe und sorgen für eine gute Erdung, aber auch einen geschlossenen Energiekreislauf.

## Handpositionen hinten:

1. Hilfreich bei Nacken- und Halswirbelproblemen, Nervenbeschwerden und Schleudertrauma

2. Hände können neben- oder voreinander gestellt werden! Unterstützend bei Verspannungen, vor allen Dingen denen, die ursächlich mit Stress, angestauten Gefühlen und großer Verantwortung zusammenhängen.

3. Unterstützend bei Lungen- und Bauchspeicheldrüsen-Problemen.

4. Wichtig bei Nierenproblemen, Allergien, zur Entgiftung und Unterstützung bei Ängsten und Schockreaktionen

5. Die Hände in dieser Position nicht kreuzen, sondern nebeneinander legen mit den Fingerspitzen auf dem Steißbein. Stärkt das Selbstvertrauen und hilft angegriffenen Nervensystemen. Auch Rückenprobleme werden positiv beeinflusst.

6. Wirkungsvoll bei Hüftproblemen, Ischias- und Rückenproblemen.

7. Erleichtert den Energiefluss von den Füßen in den Rücken und unterstützt bei Knieproblemen, Sportverletzungen und Schleimbeutelentzündungen.

8. Bei Überbelastung, Verstauchungen der Knöchel, aber auch, um energetisch blockierte Beingelenke zu öffnen.

## Anmerkungen zur Schnellanwendung

1. Diese Position kann auch zusätzlich bei der ausführlichen Reiki-Gabe verwendet werden, denn sie stellt einen angenehmen Erstkontakt her und lässt den Klienten innerlich zur Ruhe kommen.

2. Wichtig bei dieser Position ist, dass die Hände zwar über dem Kopf liegen, das Kronenchakra jedoch KEINESFALLS geschlossen werden darf

3. Hände auf Stirn und Kopf/Wirbelsäule

4. Eine Hand unter dem Adamsapfel, die andere auf dem 7. Halswirbel. Ein direkter Körperkontakt ist in fast allen Fällen für den Klienten unangenehm, so dass eine Positionierung in der Aura am sinnvollsten ist

5. Mitte des Oberkörpers in Herzhöhe und auf dem Rücken in gleicher Höhe zwischen den Schulterblättern

6. Unterhalb des Bauchnabels und Übergang Rücken zum Po auf gleicher Höhe.

Auch hier ist am Ende eine Erdung durch das Berühren der Fußsohlen wichtig!

Auf folgendes solltest Du noch achten:

Die Hände können auf dem Körper oder über dem Körper in der Aura des Klienten gehalten werden.

Ohne das Fühlen von Byosen sollten pro Position drei bis fünf Minuten eingeplant werden.

Es ist wichtig, sich bei jeder Position wohlzufühlen. Eine selbst gefundene Position, bei der der Gebende sich wohl fühlt ist immer sinnvoller als eine vorgegebene, die Unwohlsein hervorruft

Es gibt kein Richtig und Falsch. Alleine das Gefühl ist der Wegweiser und als Anhaltspunkte sollten die Positionen der Chakras genommen werden.

Ich lehre, aber belehre nicht. Ich leiste Hilfe zur Heilung, aber ich heile nicht. Ich bin der Kanal, durch den Reiki fließen kann.

Heilsteine entsprechend dem jeweiligen Chakra können unterstützend wirken während die Reiki-Gabe weiter durchgeführt wird.

# Was kann ich tun, wenn jemand schnelle Hilfe braucht?

In manchen Notfallsituationen kann Reiki eine große Unterstützung zur medizinischen Ersten Hilfe sein. In der Charite in Berlin wird seit Jahren Reiki auf der Notfallstation zusätzlich zur schulmedizinischen Erstversorgung gegeben und das mit großem Erfolg. Wichtig ist jedoch auch hier, dass zuerst Erste Hilfe im traditionellen Sinn geleistet und ein Arzt gerufen werden sollte. Reiki ergänzt und kann lindern, ist aber nach der Regel des Gleichgewichts von Maßnahmen nie einzige Behandlungsmethode.

Im folgenden werden einige typische Notfallsituationen und die Möglichkeit der Reiki-Gabe genannt:

Schockzustand: Nach der richtigen Lagerung ist eine Gabe von Reiki auf den Solarplexus und die Nebennieren sinnvoll. Nach Eintritt einer sichtbaren Besserung und Beruhigung Gabe auf die Schultern.

Brüche: Gabe von Reiki durch den Gips. Die Heilung wird dadurch beschleunigt

Verbrennungen: Ohne direkte Körperberührung Reiki auf die entsprechende Stelle geben. Es ist erforderlich, dies für mindestens 20 Minuten zu tun. Nach einer ersten Verschlimmerung des Schmerzes wird dieser schneller abklingen und die Blasenbildung wird reduziert.

Leichte Schnittverletzungen: Reiki auf die Schnittwunde geben und nach Anlegung eines Verbands wiederholen.

Prellung: So schnell wie möglich mindestens 20 Minuten auf die verwundete Stelle geben

Verstauchungen: Wenn möglich mehrfach mindestens 20 Minuten auf die Stelle geben.

Insektenstiche: Die Schwellung und Schmerzen werden durch eine Gabe von Reiki von mindestens 15 Minuten reduziert.

Ich wünsche Dir nun ganz viel Freude und Erfolg mit Reiki!

# Quellenangabe/Literaturhinweise

| Titel | Autor | ISBN |
|---|---|---|
| Das Reiki-Kompendium | W. Lübeck, A. Petter, W.L. Rand | 3-89385-340-5 |
| Der Weg zum wahren Reiki-Meister | A. Dalberg | 3-426-87035-5 |
| Das Reikilexikon | D. Sommer | 3-8138-1034-8 |
| Intuitives Reiki | K.E.J. Kolland | 3-9500745-2-X |
| REIKI | T. Honervogt | 3-936360-06-5 |
| Reiki, Weg des Herzens | W. Lübeck | 3-89385-392-8 |
| Chakra Praxisbuch | Kalashatra Govinda | 978-3-424-15180-0 |
| Das Reiki Handbuch | W. Lübeck | 3-89385-064-3 |

# Die Autorin

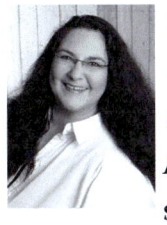

Petra Liermann wurde 1971 in Dortmund geboren. Nach einem Studium zur Diplom-Verwaltungswirtin und einem zehnjährigen Aufenthalt in Ägypten begann sie eine Ausbildung zur Reiki-Meisterin und -Lehrerin und spirituellen Lebensberaterin und ist heute Inhaberin des Heilzentrums Petra Liermann in Witten.

Weitere Informationen zur Autorin, ihrer Tätigkeit und den aktuellen Angeboten erhalten Sie unter **www.lichtpfad-reiki.de.**

# Weitere Bücher der Autorin

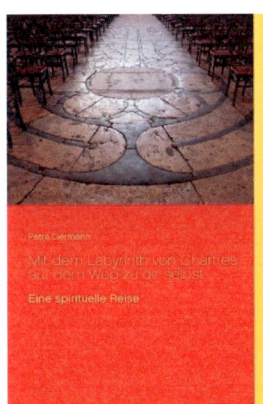

Erhältlich als Printausgabe oder eBook:

**Mit dem Labyrinth von Chartres auf dem Weg zu dir selbst: Eine spirituelle Reise**
ISBN: 978-3735725721


**Schutz für Energie- und Lichtarbeiter: Ratgeber**
ISBN: 978-3735740533

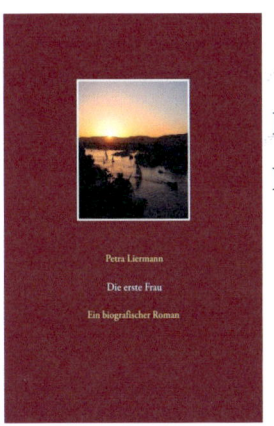

**Die erste Frau: Ein biografischer Roman**
ISBN: 978-3735737885

Jetzt fehlt Dir nur noch die Einweihung in den ersten Reiki-Grad?

Kein Problem, denn mit diesem Gutschein können Deine Eltern gerne vergünstigt einen Termin für Deine Ferneinweihung vereinbaren:

(Sende den Gutschein an Heilzentrum Petra Liermann, Crengeldanzstr. 6, 58455 Witten. Ich melde mich dann bei Euch!)

## GUTSCHEIN

Mit Einsendung dieses Gutscheins erhalten

Sie bei mir ein Beratungsgespräch sowie

die Ferneinweihung in den Reiki Grad I

für ein Kind im Alter von 8-16 Jahren zum

Preis von 20 anstatt 40 Euro.

Bitte vergessen Sie nicht, Ihre Kontaktdaten

anzugeben.

Weitere Informationen unter www.lichtpfad-reiki.de

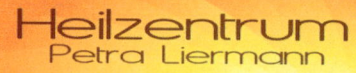

Heilzentrum
Petra Liermann

Reiki und mehr...